OBSERVATI...

D'UN

SOURD et MUÈT,

SUR

UN COURS ÉLÉMENTAIRE

D'ÉDUCATION

DES SOURDS ET MUÈTS,

Publié en 1779 par M. l'Abbé DESCHAMPS,
Chapelain de l'Église d'Orléans.

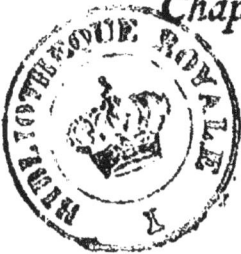
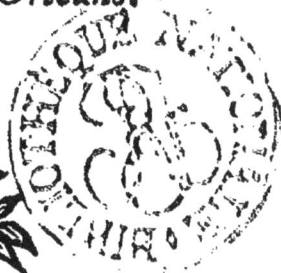
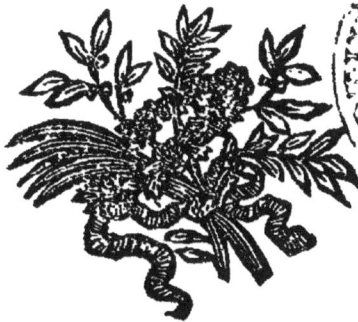

A AMSTERDAM;

& se trouve

A PARIS,

Chez B. MORIN, Imprimeur-Libraire,
rue Saint-Jacques, à la Vérité.

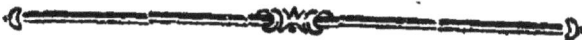

M. DCC. LXXIX.

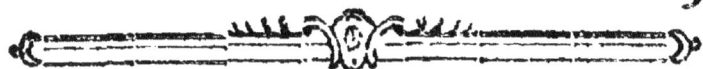

AVERTISSEMENT
DE L'ÉDITEUR.

PLUSIEURS Écrivains ont souvent doné à leurs Ouvrages des titres imaginaires, soit pour dérouter les Lecteurs, soit pour anoncer leurs productions d'une manière plus piquante, soit enfin par d'autres motifs particuliers. Le petit Écrit qu'on présente au Public, n'est nulement dans ce cas-là; il a vraiment été composé par un jeune home sourd & muèt, dont j'ai fait la conoissance chez Mr. l'Abbé de l'Epée avec qui j'ai l'avantage d'être lié d'une amitié sincère.

Ce jeune home n'est point un élève de ce célèbre Instituteur : mais ayant fait cet Écrit pour défendre la méthode de Mr. l'Abbé de l'Epée, il a cru devoir lui en faire homage : il vouloit même l'engager à revoir son Ouvrage, & à le mètre en état de paroître. Les grandes ocupations de ce vertueux Écclésiastique, & peut-être plus encore sa modestie, ne lui ont pas permis de prendre ce soin. L'Auteur s'est adressé à moi, & je me suis chargé avec grand plaisir de lui rendre ce petit service.

Voici, dans l'exacte vérité, tout ce que j'y ai mis du mien. J'ai rectifié l'ortographe de ce jeune home, laquelle est assez défectueuse. J'ai suprimé quelques répétitions & adouci quelques termes qui auroient pu paroître ofensans. A ces légères corrections près, l'Ouvrage est en entier de notre Auteur sourd & muèt. Ce sont ses pensées, son stile & ses raisonemens.

J'ai senti que le principal intérèt de cet Ouvrage viendroit de son Auteur ; que come c'étoit peut-être la première fois qu'un sourd & muèt avoit mérité les honeurs de l'impression; un semblable phénomène devoit , autant qu'il étoit possible, être présenté au Public dans toute son intégrité. Je me suis donc seulement réservé la liberté d'ajouter au texte quelques notes, dans les endroits qui m'en ont paru susceptibles.

Pour satisfaire davantage la curiosité du Public, j'ai engagé l'Auteur à doner quelques éclaircissemens sur sa persone, sur les causes de son infirmité, sur les idées qu'il peut avoir des sons & du langage, &c. On va le voir s'expliquer lui-même sur tous ces objèts dans la petite Préface qui suit.

PRÉFACE
DE L'AUTEUR.

LA PLUPART des Auteurs ont coutume de mètre une Préface ou un Avertissement à la tête de leurs Ouvrages, pour solliciter l'indulgence du Public, & pour doner les raisons bones ou mauvaises qui les ont engagés à prendre la plume : quant à moi, voici les motifs qui m'ont déterminé à composer ce petit Écrit.

Le genre de mon travail journalier [1] m'oblige d'aler dans beau-

---

[1 : L'Auteur, qui se nome Pierre Desloges, est né en 1747 au Grand-Préssigny près la Haye, diocèse de Tours : il est Relieur de son métier, & coleur de papier pour meubles : il demeure au petit-hôtel de Chartres, rue des mauvais garçons, Faubourg Saint-Germain, à Paris.]

A

coup de maisons : on ne manque
jamais de m'y faire des questions
sur les sourds & muèts. Mais le
plus souvent ces questions sont
aussi absurdes que ridicules : elles
prouvent seulement que presque
tout le monde s'est formé les idées
les plus fausses sur notre compte ;
que très-peu de personnes ont une
juste notion de notre état, des
ressources qui nous restent, &
des moyens que nous avons de
comuniquer entre nous par le
langage des signes.

Pour mètre le comble aux erreurs du Public, voici qu'un nouvel Instituteur des sourds & muèts
(Mr. l'Abbé Deschamps), publie
un Livre dans lequel, non-con-
tent de condamner & de rejeter
le langage des signes come moyen
d'institution pour ceux qu'il ins-

truit, il avance les paradoxes les plus étranges, les assertions les plus erronées contre ce même langage.

Semblable à un François qui verroit décrier sa langue par un **Alemand**, lequel en sauroit tout **au** plus quelques mots, je me suis cru obligé de venger la miène des fausses imputations dont la charge cet Auteur, & de justifier en même tems la métho-de de Mr. l'Abbé de l'Epée, la-quelle est toute fondée sur l'usage des signes. J'éssaye en outre de doner une idée plus juste qu'on ne l'a comunément, du langage de mes compagnons sourds & muèts de naissance, qui ne savent ni lire, ni écrire, & qui n'ont jamais reçu d'autres leçons que celles du bon-sens & de la fré-

quentation de leurs semblables.
Voilà en deux mots tout le but du
petit Ouvrage qu'on va lire.

Mais come je n'ai pour sub-
sister que mon travail journalier,
& pour écrire que le tems que je
dérobe à mon someil, j'ai été for-
cé d'être très-succinct : ainsi il y a
beaucoup de choses dans l'Ouvrage de Mr. l'Abbé Deschamps que
je n'ai point relevées, quoique je
ne les aprouve pas plus que ce que
j'ai critiqué. Par la même raison,
je me suis borné à présenter une
simple esquisse de notre langage,
sans prétendre en expliquer à fond
le mécanisme. Ce seroit là une
entreprise immense & qui deman-
deroit plusieurs volumes. En effet,
tel signe qui s'exécute en un clin
d'œil, exigeroit quelquefois des
pages entières, pour en faire la

description complète. J'ai craint d'ailleurs que ces détails ne devinssent ennuyeux pour des oreilles délicates, acoutumées aux sons flateurs & agréables de la parole : jai craint que ce langage, qui a tant de force & d'énergie dans l'exécution, ne s'afoiblît sous ma plume novice.

J'en ai cependant dit assez pour mètre sur la voie les lecteurs qui pensent & qui réfléchissent : sauf à y revenir, & à doner des descriptions plus détaillées des moyens que nous avons de rendre sensibles les idées que nous voulons soumètre à la représentation oculaire, si ce foible éssai avoit le bonheur d'être goûté du Public.

ON a jugé qu'un Auteur aussi étrange que je le suis, pouvoit se

permètre de parler un peu de lui-
même. Je me suis rendu à cet avis
& je vais terminer cette Préface
par quelques détails qui me sont
personèls.

Je suis devenu sourd & muèt
à la suite d'une petite vérole
afreuse que j'ai éssuyée vers l'âge
de sept ans. Les deux accidens
de la surdité & du *mutisme* me
sont survenus en même-tems &,
pour ainsi dire, sans que je m'en
sois aperçu. Pendant le cours de
ma maladie, qui a duré près de
deux ans, mes lèvres se sont tèlement relâchées, que je ne puis les
fermer sans un grand éfort, ou
qu'en y mètant la main. J'ai d'ailleurs perdu presque toutes mes
dents : c'est principalement à ces
deux causes que j'atribue mon *mutisme*. Il arive delà que quand je

veux parler, l'air s'échape de toutes parts, & ne rend qu'un son in-
forme. Je ne puis articuler les mots
un peu longs qu'avec beaucoup
de peine, en réspirant sans cèsse
un nouvel air qui, s'échapant encore, rend ma prononciation inin-
telligible pour ceux qui n'y sont
pas très-acoutumés. En éssayant
de parler la bouche ouverte, c'est-
à-dire, sans joindre les lèvres ni
les dents, on aura une image assez
exacte de mon langage [2].

[2 : A la description que l'Auteur done ici de
son état, relativement au langage qui lui est
resté (description étonante par son exactitude
& sa précision), j'ajouterai ce que sa surdité
le mèt dans l'impossibilité de conoître. C'est
que sa voix est extrèmement foible : ce n'est
qu'un petit murmure assez confus, où les articulations dentales sont prodigieusement multi-
pliées, & tiènent lieu de la plupart de celles
qu'exigeroit une prononciation régulière. En
vain je l'ai excité à doner plus de son & d'éclat

On m'a demandé un million de fois s'il me restoit quelque idée des sons, & nomément de ceux du langage vocal : voici tout ce que je puis répondre là-dessus.

Premièrement, j'entends à plus de quinze ou vingt pas tous les

à sa voix, il m'a toujours fait entendre que la chose lui étoit impossible : si cela est, il faut que les organes propres de la voix, ainsi que ceux de l'ouïe, aient été afectés par la cruèle maladie qu'il a essuyée dans son enfance. Je comprends qu'avec beaucoup d'habitude & d'aplication, je serois parvenu, come il le dit, à démêler les sons informes de son langage ; je l'ai trop peu vu pour avoir éssayé de le faire. La façon la plus comode, est de s'entretenir avec lui la plume à la main : c'est le moyen que j'ai toujours employé. Heurcusement qu'il a su conserver les principes de lecture & d'écriture, joints à l'intelligence de la langue, qu'il avoit aquis dans sa première enfance. L'exercice de la lecture a entretenu & fortifié la conoissance qu'il avoit de la langue écrite : sa réflexion & ses talens naturèls ont fait le reste.]

bruits qui sont un peu éclatans, non pas par les oreilles, car elles sont entiérement bouchées; mais par une simple commotion : quand je suis dans ma chambre, je sais distinguer le roulement d'un càrosse d'avec le jeu d'un tambour.

Si je mèts la main sur un violon, sur une flûte, &c. & qu'on viène à les metre en jeu, je les entendrai [3] quoique confusément, même en fermant les yeux. Je distinguerai aisément le son du violon de celui de la flûte ; mais je n'entendrai absolument rien, si je n'ai la main dessus.

[3 : Ces expériences démontrent ce que c'est qu'*entendre* pour notre Auteur & pour tous ceux qui ont le malheur de lui ressembler; c'est avoir la perception ou par le tact, ou par la commotion de l'air ambiant, de certains ébranlelemens qui s'opèrent dans les corps à portée d'eux. L'audition n'est pour eux que l'exercice

Il en est de même de la parole : je ne l'entends jamais à moins que je ne mète la main sur le gosier ou sur la nuque du cou de la persone qui parle. Je l'entends encore les yeux fermés , lors qu'une persone parle dans une boîte de carton vide que je tiendrai dans mes mains ; mais de toute autre manière , il m'est impossible d'entendre. Je distingue encore aisément les sons de la voix humaine d'avec tout autre son. J'ai même éssayé de voir si je ne parviendrois pas à me former une idée assez distincte des diverses articulations des perso-

& l'effet du tact proprement dit. Je suis très-persuadé que notre Auteur , tout intelligent qu'il est, n'a pas conservé le moindre vestige de l'idée précise que nous atachons au mot *entendre*. Ses explications , qui d'ailleurs paroîtront infiniment précieuses aux Lecteurs philosophes , le prouvent de reste.]

nes de ma conoissance, pour pouvoir les reconoître dans les ténèbres en mètant la main sur leur gosier ou sur la nuque de leur cou : je n'ai pu encore y parvenir ; mais cela ne me paroît pas impossible.

Au reste, ces différentes idées que j'ai des sons, me sont comunes avec mes compagnons, dont quelques-uns entendent beaucoup mieux que moi. Je ne déciderai point si c'est par les oreilles, ou par une simple commotion : car plusieurs n'ont pas les oreilles bouchées comme moi [4].

[4 : Selon l'estimation de Mr. Peyreire & de Mr. l'Abbé de l'Epée, plus de la moitié des sourds & muèts qui leur ont passé par les mains, n'étoient pas entièrement sourds, c'est-à-dire, que leurs oreilles pouvoient être afectées, come les nôtres, d'une véritable *audition*, par des bruits très-forts & très-éclatans. Mais ces sortes

Dans les comencemens de mon infirmité , & tant que je n'ai pas vécu avec des sourds & muèts , je n'avois d'autre ressource pour me faire entendre , que l'écriture ou ma mauvaise prononciation. J'ai ignoré long-tems le langage des signes. Je ne me servois que de signes épars , isolés , sans suite & sans liaison. Je ne conoissois point l'art de les réunir , pour en former des tableaux distincts , au moyen desquels on peut représen-

---

de muèts n'en sont pas plus avancés. Il sufit que l'oreille d'un enfant soit obstruée au point de ne pas entendre distinctement les sons de notre langage , pour qu'il éprouve tous les malheurs d'une surdité complète. Ignorant les sons conventionèls de nos langues & les idées que nous y atachons , il devient nécessaire-ment muèt. Pour notre Auteur , il paroît tota-lement sourd : le siflèt le plus aigu ne fait nulle impression sur ses oreilles.]

ter ses diférentes idées, les trans-
mètre à ses semblables, converser
avec eux en discours suivis &
avec ordre. Le premier qui m'a
enseigné cet art si utile, est un
sourd & muèt de naissance, Italien de nation, qui ne sait ni lire,
ni écrire; il étoit domestique chez
un Acteur de la Comédie Italiéne.
Il a servi ensuite en plusieurs
grandes maisons, & notament
chez Mr. le Prince de Nassau. J'ai
conu cet home à l'âge de vingt-
sept ans, & huit ans après que
j'eus fixé ma demeure à Paris.....

Je pense que c'est assez parler
de moi, & qu'un plus long discours sur un aussi mince sujèt,
poûroit lasser à la fin la patience
de mes Lecteurs.

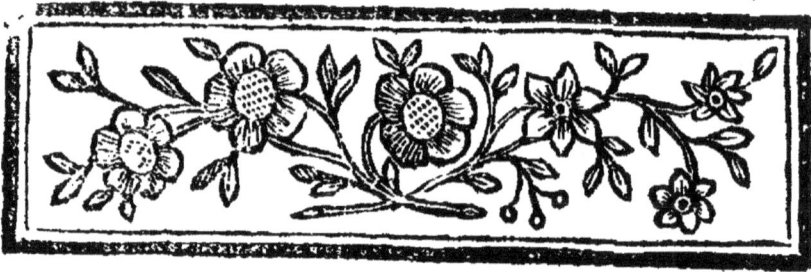

OBSERVATIONS

Sur un Cours élémentaire d'éducation des Sourds & Muèts , par Mr. l'Abbé DESCHAMPS *, &c.*

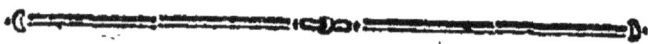

Tout Paris, l'Europe entière, reten- tissoient des éloges justement dûs à Mr. l'Abbé de l'Épée & à sa méthode aussi simple qu'ingénieuse , d'instruire les sourds & muèts par le moyen du lan- gage des signes. Ce respectable Institu- teur done ses leçons publiquement : ainsi une foule de témoins pouvoit déposer de l'exèlence de cette méthode , qui conduit ses élèves avec une promptitude & une facilité incroyables à la lecture, à l'écriture & à la conoissance de plu- sieurs langues, ensuite à la prononciation de vive voix & à l'intelligence du langage par l'inspection des mouvemens des organes de la parole. Plusieurs Souverains avoient daigné vérifier par eux-mêmes les merveilles que la Renomée publioit de cette méthode. Un des premiers & des plus augustes Potentats de l'Europe avoit voulu entrer dans les plus petits détails à cet égard. Il s'étoit retiré de chez Mr. l'Abbé de l'Epée pénétré d'admiration, & en disant que de tout ce qu'il avoit vu dans ses nombreux voyages, rien ne l'avoit touché & satisfait autant que le spectacle qu'il venoit de voir. De retour dans ses États, il s'étoit ocupé des moyens d'y introduire un établissement semblable, & avoit envoyé à notre célebre Instituteur, un Ecclésiastique, home de mérite, pour prendre de ses leçons, & se metre au fait de sa méthode.

Notre auguste Monarque, qui marche si glorieusement sur les traces du bon & grand Henri, n'a pas non plus regardé avec indiférence un art aussi précieux à l'Humanité : sur le compte qu'il s'en est fait rendre, il a pris cet établissement sous sa protection royale, lui a déja assigné des fonds certains, & a pris des mesures pour fonder, en faveur des sourds & muèts, une Maison d'éducation selon la méthode de Mr. l'Abbé de l'Epée.....

C'est dans ce moment que paroît un Cours élémentaire d'éducation pour les sourds & muèts, dans lequel l'Auteur rejète ouvertement cette méthode, & prétend qu'on doit lui en substituer une autre qui consiste à rendre les sourds & muèts atentifs aux mouvemens divers des organes de la parole, & à leur aprendre à les imiter ; c'est-à-dire, qu'on doit dans cette méthode, comencer avant tout, par aprendre au sourd & muèt, à proférer les diférens sons des langues, en l'habituant à exécuter le diférent mécanisme de ces sons : ensorte qu'il parle réèlement pour ceux qui entendent, & qu'il lise les sons des langues dans les divers mouvemens des organes de ceux qui lui parlent , comme s'il les lisoit dans un Livre. L'Auteur veut qu'on passe ensuite à la lecture & à l'écriture proprement dite ; & de-là enfin à l'intelligence de la langue quelconque qu'on a choisie pour base de l'instruction. Voilà du moins l'idée la plus nète que j'aie pu me former de son sistème & de sa marche.

Voyons d'abord ce que l'Auteur pense lui-même de sa méthode : « Le plaisir, dit-il page 4 de son INTRODUCTION , » n'acompagne pas nos leçons : loin de- » là, elles semblent avoir pour apanage » l'ennui & le dégoût ; elles sont nui- » sibles à la santé..... A ces désagrémens , » ajoutez le dégoût naturel que cette édu- » cation entraîne nécessairement après » elle....... L'impatience réciproque du » Maître & des Elèves, en voyant le » peu de progrès que produisent les » efforts multipliés, l'atention la plus » exacte, la meilleure volonté. »

II

Il dit ailleurs, page 155 : « La répu-
» gnance que les sourds & muèts ont
» à soufrir que nous mètions nos doigts
» dans leur bouche, & à consentir de
» mètre les leurs dans la nôtre, ne peut
» se vaincre qu'avec beaucoup de peine,
» d'aplication & de patience..... On doit
» y travailler avec d'autant plus de cou-
» rage, qu'il est impossible de leur ren-
» dre autrement l'usage de la parole. »
L'Auteur peint ensuite très-naïvement
l'embaras extrème qu'on éprouve à leur
persuader de se prêter à ces mouvemens,
qui doivent leur paroître fort bisares,
& auxquels ils ne peuvent absolument
rien comprendre.

Enfin, il a la bone foi de représenter
par-tout sa méthode come infiniment
rebutante, tant pour le Maître que pour
les Élèves. Il termine par ces mots sa
Lètre préliminaire, page 31 : « Ainsi
» peu à peu j'acoutume mes Élèves à
» parler & à écrire..... Pour parvenir à
» ce degré de perfection, il faut trouver

B

» dans les Élèves un grand désir d'apren-
» dre, de l'esprit, de la mémoire, du
» jugement; & dans le Maître, une
» douceur, une complaisance extrèmes...
» Il est impossible de doner une idée
» de la patience nécessaire dans les co-
» mencemens de l'instruction. »

Je doute qu'une méthode aussi rebutante, de l'aveu de son Auteur; qu'une
méthode où l'on renverse visiblement
l'ordre naturèl de l'instruction, puisqu'on comence par ce qu'il y a de plus
dificile, & que les Élèves travaillent
très-long-tems sanc pouvoir rien comprendre à tout ce qu'on exige d'eux;
qu'une méthode enfin, qui demande
pour son succès des qualités extrèmement rares & dans les Maîtres & dans les
Disciples, soit faite pour avoir beaucoup
de partisans. Je ne suis donc pas surpris
de voir l'Auteur désirer, page 4, " que
» la publication de son Ouvrage *puisse*
» *procurer une autre méthode plus courte*
» *& plus facile* ».

Coment a-t-il pu s'aveugler au point de ne pas reconoître que cette méthode étoit toute trouvée : que c'étoit celle que Mr. l'Abbé ᴅᴇ l'Épée pratique depuis long-tems avec tant de succès?

En effet, cet habile Instituteur ayant conçu le généreux projèt de se consacrer à l'instruction des sourds & muèts, a sagement observé qu'ils avoient une langue naturèle, au moyen de laquelle ils comuniquoient entr'eux : cette langue n'étant autre que le langage des signes, il a senti que s'il parvenoit à conoître ce langage, rien ne lui seroit plus facile que de réussir dans son entreprise. Le succès a justifié une réfléxion aussi judi-cieuse. Ce n'est donc pas Mr. l'Abbé ᴅᴇ l'Épée qui a créé & inventé ce langage : tout au contraire, il l'a apris des sourds & muèts; il a seulement rectifié ce qu'il a trouvé de défectueux dans ce langage; il l'a étendu, & lui a doné des règles méthodiques.

Ce savant Instituteur s'est considéré

come un home transplanté tout-à-coup
au milieu d'une Nation étrangère, à qui
il auroit voulu aprendre sa propre langue ; il a jugé que le moyen le plus sûr
pour y parvenir , seroit d'aprendre lui-
même la langue du Pays , afin de faire
comprendre aisément les instructions
qu'il voudroit doner.

Je le demande à Mr. l'Abbé Deschamps lui-même ; s'il avoit dessein
d'aprendre l'Anglois ou quelqu'autre langue qu'il ignorât ; coment s'y pren-
droit-il? Comenceroit-il par prendre une
gramaire toute Angloise, dont il ne com-
prendroit pas un seul mot? Non, assurément : il choisiroit une gramaire Angloise écrite en François ; & à l'aide
de sa langue maternèle, il aprendroit
aisément la langue qui lui est inco-
nue.

C'est précisément la route qu'a pris
Mr. l'Abbé pe l'Épée. Pouvoit-il rien
faire de plus sensé & de plus conséquent?
Il ne lui a pas falu , come le croit Mr.

l'Abbé Deschamps (page 37) beaucoup de tems , beaucoup de peine & de travaux, pour former son système d'éducation par le secours des signes naturèls. De l'ordre dans les idées, de la justèsse dans les observations , de l'atention à suivre en tout la nature pour guide; voilà les moyens dont il a fait usagè, voilà toute la magie de son art.

Je n'ai pas moins que Mr. l'Abbé Deschamps, de vénération pour le langage de la parole, & je conçois parfaitement l'avantage dont il doit être pour lès sourds & muèts : c'est pour cela même que je lui reproche de condamner & de proscrire le langage des signes; parce que je suis persuadé que c'est là le moyen le plus sûr & le plus naturèl de les conduire à l'intelligence des langues; la nature leur ayant doné ce langage, pour leur tenir lieu des autres dont ils sont privés.

Mais est il bien certain que le langage

des signes soit naturèl aux sourds & muèts?

L'Auteur que je combats, entasse sur cette question les contradictions les plus révoltantes : il dit positivement le oui & le non. « Non-seulement, dit-il page » première, un *penchant comun* porte » les sourds & muets à faire des signes; » mais tous les hommes en font usage » *naturellement:* notre *inclination* à nous- » mêmes nous détermine à nous en ser- » vir, sans que nous nous en apperce- » vions, nous qui jouïssons de la parole » & de l'ouïe ». Deux pages plus bas on lit : « *les signes sont naturels à l'hom-* » *me : personne n'en disconviendra* ».

Après une décision aussi formèle; à la page suivante (page 4) il demande sérieusement si les signes sont l'*ouvrage de la nature*, ou celui de l'éducation. Il répète la même question, p. 8 ; & enfin, p. 12, il la résout gravement par ces mots: » ainsi donc ce penchant *n'est que l'effet* » *de l'éducation & non de la nature* ».

Le Lecteur a donc à choisir entre ces deux opinions contradictoires : *le langage des signes est naturèl aux sourds & muèts : le langage des signes n'est pas naturèl aux sourds & muèts.* Quelque sentiment qu'il embrasse, il est sûr d'être de l'avis, ou de Mr. l'Abbé Deschamps à la page 3, ou de Mr. l'Abbé Deschamps à la page 12.

CET AUTEUR exagère beaucoup (p. 32 & suiv.) les dificultés de la langue des signes. S'il avoit plus réfléchi sur la nature de ce langage, il auroit vu que tous les homes en possédent le fond ; puis qu'il n'y a persone qui ne puisse, quand il le voudra bien, peindre par le geste de manière à se faire comprendre, les idées, les afections qui l'ocupent & qu'il désire comuniquer aux autres. Ce n'est que le peu d'habitude qu'on a d'exercer ce langage, qui peut faire croire qu'il est dificile.

Aussi qu'arive-t-il chez Mr. l'Abbé

B 4

ᴅᴇ l'Épée , lorsqu'il explique les principes de ce langage ? Tous ceux qui
assistent à ses leçons, convièuent géné-
ralement que rien n'est si simple & si
facile , & qu'il n'est persone qui ne pût
en faire autant.

Six semaines au plus sufisent pour se
mètre très-passablemeut au fait de ce
langage. Or , quelle est la langue que le
génie le plus heureux pût répondre d'a-
prendre en six semaines? L'Auteur vou-
lant se destiner à l'instruction des sourds
& muèts , auroit peut-être dû comencer
par venir s'instruire lui-mème pendant
un terᴑs aussi court chez Mr. l'Abbé
ᴅᴇ l'Épée. Cet Instituteur , singulièrement honête & comunicatif, lui auroit
fait part de ses lumières avec le plus
grand plaisir. Mr. l'Abbé Deschamps,
connoissant mieux le langage des signes,
en auroit parlé avec plus de justèsse ,
qu'il ne le fait dans son Livre.

Iʟ se trompe beaucoup , quand il

avance (pag. 12, 18, 34) que ce langage est borné pour les sourds & muèts
aux choses physiques & aux besoins
corporèls.

Cela est vrai, quant à ceux qui sont
privés de la société d'autres sourds &
muèts, ou qui sont abandonés dans des
Hopitaux, ou isolés dans le coin d'une
Province. Cela prouve en même tems
sans réplique, que ce n'est pas des persones qui entendent & qui parlent, que
nous aprenons comunément le langage
des signes. Mais il en est tout autrement
des sourds & muèts, qui vivent en société
dans une grande Ville, dans Paris, par
exemple, qu'on peut apeler avec raison
l'abrégé des merveilles de l'Univers. Sur
un pareil théatre, nos idées se dévelopent & s'étendent, par les ocasions que
nous avons de voir & d'observer sans
cèsse des objèts nouveaux & intéressans.

Lors donc qu'un sourd & muèt, ainsi
que je l'ai éprouvé moi-même (Préface
page 11), vient à rencontrer d'autres

sourds & muèts plus instruits que lui, il aprend à combiner & à perfectioner ses signes, qui jusque là étoient sans ordre & sans liaison. Il aquiert promptement dans le comerce de ses camarades, l'art prétendu si dificile de peindre & d'exprimer toutes ses pensées même les plus indépendantes des sens, par le moyen des signes naturèls, avec autant d'ordre & de précision, que s'il avoit la conoissance des règles de la gramaire. Encore une fois, j'en dois être cru; puisque je me suis trouvé dans ce cas-là, & que je ne parle que d'après mon expérience.

Il y a de ces sourds & muèts de naissance, ouvriers à Paris, qui ne savent ni lire ni écrire, & qui n'ont jamais assisté aux leçons de Mr. l'Abbé de l'Épée, lesquels ont été trouvés si bien instruits de leur religion par la seule voie des signes, qu'on les a jugé dignes d'être admis aux Sacremens de l'Église, même à ceux de l'Eucharistie & du

Mariage. Il ne se passe aucun événement à Paris, en France & dans les quatre parties du Monde, qui ne fasse la matière de nos entretiens. Nous nous exprimons sur tous les sujèts avec autant d'ordre, de précision & de célérité, que si nous jouïssions de la faculté de parler & d'entendre.

Ce seroit donc une erreur grossière, que de nous regarder come des espèces d'automates destinés à végéter dans le monde. La Nature n'a pas été aussi marâtre à notre égard qu'on le juge ordinairement : elle suplée toujours dans l'un des sens, à ce qui manque aux autres. La privation de l'ouïe nous rend en général moins distraits. Nós idées concentrées, pour ainsi dire, en nous-mêmes, nous portent nécessairement à la méditation & à la réfléxion. Le langage dont nous nous servons entre nous, n'étant autre chose qu'une image fidèle des objèts que nous voulons exprimer, est singulièrement propre à nous doner

de la justèsse dans les idées [5] , à éten:
dre notre entendement par l'habitude où
il nous mèt d'observer & d'analyser sans
cèsse. Ce langage est vif : le sentiment
s'y peint ; l'imagination s'y déveleope.
Nul autre n'est plus propre à porter

[5 : C'est sans contredit le grand avantage
de la langue des signes ou du langage mimique,
que la clarté & la justèsse : c'est par-là qu'il
l'emporte en quelque façon sur les langues
parlées. Celles-ci ne peuvent peindre les idées
que par l'intermède des sons; l'autre les peint
immédiatement. Nos langues sont donc, si
l'on peut parler ainsi, plus loin des objèts que
la langue des signes : elles ne peuvent nous
représenter les choses qu'à travers un voile
qu'il faut toujours percer, pour ariver à l'intelligence de la chose exprimée par le mot.

On me parle dans une langue quelconque
de l'Europe : il faut que j'aie nécéssairement
deux perceptions consécutives & très-indépendantes l'une de l'autre ; 1°. la perception des
sons ou des mots de cette langue ; 2°. la perception des idées qu'il convient d'atacher à ces
mots. Et parce que ces deux perceptions sont,
come je viens de le dire, très-indépendantes à

dans l'ame de grandes & de fortes émo-
tions.

Mr. l'Abbé Deschamps semble dé-
sirer (pag. 3 3) qu'il existât un Dictionaire des signes pour en faciliter la langue.

———————————————————

cause du raport purement arbitraire des mots
aux idées ; de ce qu'une persone me parle dans
une langue quelconque, je vois bien qu'elle
sait, comme moi, les mots de cette langue :
mais je ne suis pas positivement certain qu'elle
y atache les mêmes idées que moi. Cela est
sur-tout vrai pour les enfans : ils se servent
long-tems du langage, sans atacher une idée
bien nète aux mots qui le composent. Eh !
combien d'homes sont enfans sur ce point !

Au contraire, dans la langue des signes ou
langage mimique, je vais immédiatement &
nécéssairement de la perception du signe à la
perception de l'idée, de même qu'en voyant
la figure d'un arbre ; d'une maison, &c. je ne
puis m'empêcher d'avoir l'idée de cet arbre, de
cette maison, &c. Quand donc on me peint
par le geste un objèt quelconque, il en résulte
deux grands avantages qui démontrent l'excé-
lence de la langue des signes ; 1°. la certitude

Un pareil Ouvrage seroit en effet très-
propre à aider l'imagination : il pouroit
devenir le germe d'un langage universèl
pour tous les peuples du Monde ; puisque tous les objèts se peignent en tous
Pays par les mêmes traits. Il est étonant

---

où je suis que la persone qui fait le geste, conçoit très-nètement l'objèt qu'elle me représente, parce qu'il est impossible de peindre,
soit avec le crayon, soit par le geste, ce qu'on
ne conçoit pas de cette manière : 2°. la certitude
que j'ai qu'en lui peignant ainsi mes idées, je les
lui transmètrai précisément telles que je les conçois ; parce qu'elle ne peut les voir que come je les
lui représente, & que je ne puis les lui représenter que come je les conçois.

Je suis si persuadé des grands avantages de la
langue des signes, que si j'avois à instruire un
enfant doué de tous ses sens, j'en ferois un fré-
quent usage avec lui. Je l'acoutumerois à traduire
dans cette langue, les phrases de la siène ; afin
de m'assurer qu'il y atache un sens nèt &
précis. Cet exercice, amusant pour l'enfance,
seroit extrèmement utile à mon Élève ; & j'au-
rois par ce moyen la preuve que je ne forme-
rois pas un pèroquèt].

que les savans qui s'exercent sur tant
d'objèts divers & souvent sur des futi-
lités, ne se soient pas encore avisés de
ce travail. Mais en atendant que nous
jouïssions de ce Dictionaire, convenons
qu'il subsiste de lui-même; puisqu'il n'y
a rien dans la nature, absolument rien
qui ne porte son signe avec soi. On
trouve dans ce langage les verbes, les
noms, les pronoms de toute espèce,
les articles, les genres, les cas, les
tems, les modes, les adverbes, les pré-
positions, les conjonctions, les interjections, &c. Enfin, il n'y a rien dans toutes les parties du discours par la parole,
qui ne puisse s'exprimer par le langage
des signes [6].

[6: On ne peut certainement qu'aplaudir
aux vœux de Mr. l'Abbé Deschamps & à ceux
de notre Auteur sourd & muèt, sur la rédac-
tion d'un Dictionaire des signes : j'ai même
pressé plusieurs fois Mr. l'Abbé de l'Épée de
s'en ocuper ; mais il m'a toujours paru per-

M. L'ABBÉ DESCHAMPS restraignant toujours le langage des signes aux seu-

_____

suadé que ces signes *lus* feroient beaucoup moins d'impression que s'ils étoient *vus*.

Je suis entiérement de son avis. L'étude des signes dans un Dictionaire, seroit aussi longue que rebutante ; au lieu que c'est exactement un jeu de les aprendre en les voyant exécuter. D'ailleurs, on les sauroit fort mal, en ne les étudiant que dans un livre. L'éxercice & la pratique seroient toujours d'une nécessité indispensable. Deviendroit-on jamais Peintre, en se contentant d'étudier des livres sur la théorie du dessein & de la peinture ? Ne faut-il pas tenir sans cèsse les crayons & les pinceaux ? Le langage des signes n'étant autre chose que la peinture naturèle des idées ; on doit, pour s'y perfectioner, se conduire absolument de la même manière que pour aquérir le talent du dessein & de la peinture, avec la diférence que pour excéler dans ces arts ; il faut plusieurs années d'étude assidue ; au lieu que quelques semaines sufisent pour entendre & pour parler très-passablement la langue des signes.

Mr. l'Abbé DE l'Épée dirige actuèlement l'éxécution d'un Dictionaire des signes.]

les choses physiques & matérièles, aparament pour l'assortir à sés idées; prétend (p. 18.) que si l'on admèt ce langage pour exprimer le moral, le passé & l'avenir, il faudra, pour l'expression d'une seule parole, recourir à des périphrases, à des circonlocutions perpétuèles de signes.

Il ne pouvoit plus mal choisir son éxemple, pour établir cette assertion. Si nous voulons, dit-il (p. 19.), exprimer l'idée de *Dieu* dans le langage des signes, nous montrerons le Ciel, lieu que le Tout-puissant habite. Nous décrirons que tout ce que nous voyons sort de ses mains. Qui peut assurer que le Sourd & Muet ne prendra pas le Firmament pour Dieu même, &c.

Ce sera moi qui l'assurerai; parce que, quand je voudrai désigner l'Être Suprème, en montrant les Cieux, qui sont sa demeure, ou plutôt son marchepied; j'acompagnerai mon geste d'un air d'adoration & de respect, qui rendra mon intention très-sensible. Mr. l'Abbé Deschamps lui-même ne pouroit s'y méprendre. Mais au contraire si je veux parler des *cieux*, du *firmament*, je ferai le même geste sans l'acompagner d'aucun des accessoires que je viens d'expliquer. Il est donc facile de voir que dans ces deux expressions, *Dieu*, le *Firmament*, il n'y aura ni équivoque, ni circonlocution.

Il n'y en aura pas davantage dans l'expression des idées du *passé* & de l'*avenir* : souvent même notre expression sera plus courte que celle de la parole : par exemple, il ne nous faut que deux signes pour rendre ce que vous dites en trois mots : *la semaine prochaine, le mois passé, l'année dernière.* Cette expression, *le mois qui vient*, contient quatre mots ; cependant je n'y emploie que deux signes, un pour le *mois* & un pour le *futur* ; parce que le signe de l'article *le* & celui du pronom relatif *qui*, y seroient surabondans : mais ils sont

quelquefois nécéssaires en d'autres oc-
casions. Au reste tous ces signes sont
exécutés avec autant de promptitude au
moins que la parole.

ON peut assurer avec vérité que tout
est inconséquence & contradiction, dans
ce que notre Auteur dit du langage des
signes. Après toutes les déclamations
qu'il a faites en vingt endroits de son
livre contre ce langage ; après avoir dit
& répété sans cèsse qu'il étoit extrèmement borné dans son usage, & que
hors de la sphère étroite des besoins naturèls & des idées sensibles, ce langage
n'avoit plus rien que d'équivoque, d'arbitraire, de dificile & de compliqué, &c.
Voici le juste éloge qu'il fait de ce
même langage (p. 38), à l'ocasion de
M. l'Abbé DE l'Épée ; « par cette lan-
» gue des signes, il a trouvé l'art de
» peindre toutes les idées, toutes les
» pensées, toutes les sensations. Il les a
» rendu susceptibles d'autant de com-

» binaisons & de variations que les lan-
» gues, dont nous nous servons habi-
» tuellement pour peindre toutes les
» choses, soit dans le moral, soit dans
» le physique. Les idées abstraites ;
» come celles que nous formons par le
» secours des sens, tout est du ressort
» du langage des signes. . . . Ce langage
» des signes peut suppléer à l'usage de
» la parole. Il est prompt dans son exé-
» cution, clair dans ses principes, sans
» trop de dificulté dans son exécution ».

Qui ne croiroit après une aussi belle
tirade, que M. l'Abbé Deschamps a ab-
juré toutes ses erreurs sur le langage des
signes? Détrompez-vous, Lecteur, voici
la conclusion qui suit immédiatement
l'éloge que vous venez de lire.

» Quelque belle que soit cette mé-
» thode, nous ne la suivons cepen-
» dant pas».

On ne s'atend pas à une pareille chu-
te: elle est digne de celui qui a pu avan-
cer, » que le penchant naturel que les

» sourds & muets ont à s'exprimer par
» signes, ne prouve pas que cette voie
» soit la meilleure pour leur éducation »
p. 11 : » que pour les Sourds & Muets,
» le sens des choses n'est pas plus difi-
» cile à acquérir par la parole que par
» les signes : (p. 21.) &c. &c. &c.

Ce seroit perdre le tems que de réfuter de semblables assertions : il sufit de
les exposer, pour en faire sentir toute
la fausseté. Au reste il y a quelque chose
de comode avec M. l'Abbé Deschamps :
c'est que pour le réfuter, il sufit, come
on l'a déjà vu bien des fois, de l'oposer
à lui-même.

UNE des plus fortes objections de cet
Auteur contre l'usage des signes, c'est
que dans l'obscurité ils deviènent inu-
tiles pour comuniquer ses pensées.
(p. 163.).

Cette dificulté paroît spécieuse au
premier coup-d'œil : elle est cependant
tout aussi frivole que les autres. Qu'on

me mète avec un de mes camarades
sourd & muèt, dans une chambre obs-
cure; je lui dirai par signes d'aller
faire telle ou telle comission, soit à
Paris, soit dans les environs: je l'infor-
merai de tel événement qu'on voudra, &c., sans qu'il soit besoin pour
cela d'un plus grand nombre de signes
qu'au grand jour. L'opération sera seulement un peu plus longue; mais elle
sera cent fois plus prompte & plus facile
que les deux moyens que notre Auteur
a imaginés (p. 163.); lesqueis consis-
tent à toucher les lèvres de celui qui
parle, ou à écrire avec le doigt dans la
paume de la main du sourd & muèt,
ce qu'on veut lui faire comprendre.

Pour démontrer la longueur de ces
opérations, prenons quelques mots des
plus ordinaires dans la conversation,
tels que *aplaudissement*, *aplatissement*,
assoupissement, &c. Ces trois seuls mots
contiènent au moins 41 lètres de l'al-
phabet, qu'il faudra lire une à une sur

les lèvres par le moyen du toucher, ou se sentir écrire dans la paume de la main par le second moyen; pour en avoir l'intelligence. Quelle sagacité, quelle mémoire, quelle finesse de tact, combien de temps ne faudra-t-il pas, pour exprimer & pour retenir sans confusion un aussi grand nombre de signes?

Dans la plus profonde obscurité, par le langage des signes, quatre ou cinq me sufiront pour rendre ces mêmes mots: & ces signes seront aussi expressifs que la parole, aussi prompts que le vent. Voici tout le secrèt de cette opération. Lorsque je suis dans l'obscurité, & que je veux parler à un sourd & muèt, je prends ses mains & fais avec elles les signes que je ferois avec les miènes, si j'étois au grand jour. Quand il veut me répondre, il prend à son tour mes mains & fait avec elles les signes qu'il feroit avec les siènes, si nous voyons clair.

MALGRÉ l'éloignement peu réfléchi

que l'Auteur paroît avoir pour les signes,
il en fait cependant lui-même un fré-
quent usage dans son système d'éducation par la parole.

En expliquant dans sa Préface ou Lètre préliminaire, la manière dont il
aprend à ses Sourds & Muèts le nom
des choses, il dit (p. xxx.): " Je ne man-
" que jamais à leur faire joindre *le*
" *signe de la chose*, à l'expression pour
" la leur faire comprendre, lors qu'elle
" n'est pas de sa nature assez palpable".
Il continue ainsi: " La conjugaison des
" verbes nous présente une foule de
" choses à expliquer; les personnes, les
" nombres, les tems, *&c.* . . . il est vrai
" que pour cela *j'ai recours aux signes*,
" pour me faire entendre".

Il expose, p. 67, coment il explique & dévelope à ses Élèves l'idée de
Dieu, & ajoute: " On sent à merveille
" que *les signes aident beaucoup* dans cet
" éxercice". Il dit encore, p. 69, " après
" leur avoir fait lire ces détails plu-
" sieurs

» sieurs fois, les leur avoir expliqués *par*
» *des signes naturels, &c*». Voyez aussi
page 125, un long détail où l'Auteur
raconte coment il explique les pronoms
à ses Élèves, toujours par le moyen des
signes naturèls, *&c. &c.*

La pratique de l'Auteur dépose donc
encore ici contre ses principes : & en
effet quel autre moyen pouroit-il em-
ployer que l'usage des signes, pour doner à ses Élèves l'intelligence des mots,
& pour s'assurer qu'ils les comprènent ?
Je le dis hautement ; si l'on suprime les
signes de l'éducation des sourds &
muèts, il est impossible d'en faire autre
chose que des machines parlantes.

Ces petits bouts de fil que l'Auteur
emploie (Préf. p. xxv.) pour faire comprendre à ses Élèves qu'il faut joindre en-
semble les syllabes des mots, sont encore
des signes ; mais des signes de son in-
vention : il étoit facile d'en trouver de
plus simples & de moins embarassans.
L'Auteur paroît avoir une grande stéri-

lité de signes : il se sert peut-être aussi de petits bouts de fil, pour expliquer dans sa classe, le mystère de la très-sainte Trinité.

D'après la pratique même de M. l'Abbé Deschamps, il faut donc conclure que le langage des signes doit entrer come moyen principal dans l'institution des Sourds & Muèts ; & que, bon gré malgré, on en revient toujours à cette méthode : par la grande raison que ce langage leur est naturèl, & que c'est le seul qu'ils puissent comprendre, jusqu'à ce que par son secours, on leur en ait apris un autre. C'étoit donc bien la peine de faire tant de bruit contre ce pauvre langage des signes !

M. L'ABBÉ DESCHAMPS oublie trop souvent que le but de M. l'Abbé DE l'Épée n'est pas précisément d'aprendre à ses Élèves le langage des signes. Ce langage est le moyen, & non la fin de ses instructions. Ce sage Instituteur ne néglige aucune des parties de la sorte d'éducation dont ils sont susceptibles. Ainsi outre la Religion, la première des siences, qu'il leur aprend à fond, outre la lecture, l'écriture & les élémens du calcul, outre trois ou quatre langues dont il done une teinture à ceux de ses Élèves qui montrent le plus d'intelligence; il s'atache aussi à les faire parler; il les acoutume, tout aussi bien que M. l'Abbé Deschamps, à deviner ou à lire [7] au mouvement des lèvres,

---

[7 : Disons le vrai : ces deux exercices sont plus spécieux, plus faits pour atirer l'admiration par la surprise qu'ils causent, qu'ils ne sont réèlement utiles aux sourds & muèts. On sait que Mr. Peyreire s'atache sur-tout à faire parler ses Élèves. Il a certainement toute la patience & tous les talens qu'il faut pour réussir; mais je ne peux dissimuler que les sourds & muèts de son école, qui parlent le mieux, parlent encore très-mal. C'est une articulation forte, lente, désunie, & qui fait peine à entendre par les éforts qu'on sent qu'elle doit coûter à l'infortuné qui l'exécute.

les paroles qu'on leur adrèsse. Mais il
les prépare à ces deux derniers éxer-
cices, par la lecture, l'écriture & l'in-

Mr. l'Abbé De l'Épée, à cet égard, ne fait pas
mieux. Ce n'est nulement la faute de ces Maîtres habiles. Ils font tout ce qu'il est humaine-
ment possible de faire. Mais il n'y a que l'ouïe
qui puisse guider convenablement la voix : rien
n'y peut supléer que très-imparfaitement. Aussi
les muèts les plus instruits ne font-ils pas grand
usage de la parole. Je conois & j'ai vu plusieurs
fois l'Éève qui fait le plus d'honeur à Mr.
Peyreire. Ce jeune home est très-savant : il
réunit un grand nombre de conoissances, &
est sur-tout fort versé dans les langues. Lui-
même est convenu avec moi de tout ce que
je viens de dire ici. Il ne veut converser que la
plume à la main. Tous les autres muèts témoi-
gnent en général la même répugnance à parler:
plus ils sont éclairés, mieux ils devinent aparament l'imperfection de leur prononciation.

Quant à l'art d'entendre au mouvement des
lèvres, il peut sans doute être aussi de quelque utilité; ainsi on ne doit pas le négliger dans
l'éducation des Muèts: mais il seroit imprudent
de trop compter sur cette ressource. Il faut
avoir une très-grande habitude avec un sourd

telligence des mots. Or qui ne conçoit que les sourds & muèts comprenant parfaitement la signification des

& muèt, pour pouvoir se faire entendre de lui
par ce moyen : encore la chose n'est-elle prati-
cable que pour des phrases courtes & usuèles ;
car pour des discours un peu longs & pronon-
cés rapidement , je n'ai encore rencontré
aucun sourd & muèt qui pût les suivre & les
entendre.

Nous avons dans la Chaire & dans le Ba-
reau, des Orateurs dont la prononciation est
très-distincte & très-articulée : je doute fort
qu'on mète jamais un sourd & muèt en état de
les comprendre, à l'inspection du mouvement
des lèvres. L'art , si je ne me trompe, n'ira
jamais jusques-là. La moitié des articulations
de la parole s'exécutent dans l'intérieur de la
bouche : il est donc impossible au sourd &
muèt de les voir , quand on prononce d'une
manière ordinaire. Et même en articulant avec
beaucoup de force & de lenteur, en rendant
visible , autant qu'il est possible , le mécanisme
de la parole ; la chose n'est pas encore aisée,
& demande de la part du muèt le plus intelligent, une longue fréquentation des persones
qui veulent lui parler ainsi. Je l'ai sensiblement

C 3

mots, auront beaucoup de facilité pour passer de la lecture à la prononciation; ou que, pour mieux dire, ils apren-

---

éprouvé avec l'Auteur du présent Ouvrage. Quelque peine que je me sois donée pour articuler de mon mieux , il n'a jamais pu comprendre que quelques mots de mon langage, & nous avons été obligés de nous en tenir à la plume & au crayon.

La partie solide de l'instruction des sourds & muèts , est donc la lecture & l'écriture, jointes à l'intelligence de la langue dans laquelle on les instruit. Avec ces conoissances, ils peuvent aler à-peu-près aussi loin que les autres homes dans la carière des siences, quand ils ont des talens & du génie.

La manière la plus sûre de comuniquer avec eux , est sans contredit l'écriture & le langage des signes. On ne peut guères vivre avec un muèt & s'intéresser à lui, qu'on ne prène très-promptement l'habitude de lui parler & de l'entendre dans ce dernier langage. Tout le monde en porte, pour ainsi dire , le germe avec soi : les circonstances le dévelopent avec une très-grande facilité, & l'on va fort loin dans cette langue sans Maître & sans méthode].

dront sans peine l'une & l'autre en même temps?

L'Auteur fait un grand mystère de cet art, qu'il prétend si merveilleux, d'entendre par les yeux, c'est-à-dire, de comprendre au mouvement des lèvres, de la langue & des joues, les paroles qu'on prononce. Tous ceux qui me conoissent, n'ignorent pas que les persones avec lesquelles je vis habituèlement, ne me parlent guères autrement, sans qu'il soit besoin de rendre aucun son; pourvu que l'articulation soit nète & distincte. Je n'ai cependant reçu à cet égard aucune instruction: la Nature seule a été mon guide. Ce moyen est si simple, qu'il n'y aura pas de sourd & muèt qui n'aprène cet art de lui-même, lorsqu'une fois il saura la signification des mots du langage ordinaire. Il faudra seulement que les persones qui voudront lui parler ainsi, prononcent leurs paroles posément & bien distinctement; qu'elles ouvrent assez la bouche pour que le

C 4

sourd & muèt puisse observer le mécanisme du langage ; enfin qu'elles apuient
un peu fort sur chaque syllabe qui com-
pose les mots, & qu'elles fassent une
petite pause à la fin de chaque mot.

JE CROIS en avoir dit assez jusqu'ici
pour réconcilier M. l'Abbé Deschamps
avec le langage des signes. Cependant
pour jeter encore plus de lumières sur
ce langage, je vais, selon que je m'y
suis engagé (Préf. p. 3.), expliquer en
peu de mots, l'usage que mes camarades en font, sans avoir reçu à ce
sujèt d'autres leçons que celles de la
Nature.

Au reste je déclare bien sincèrement,
avant d'aler plus loin, que je n'ai nulle
intention de déprimer l'Auteur que je
prends la liberté de critiquer : je loue
& respecte son zèle pour un genre de
travail qui ne sauroit être trop encou-
ragé. Il pense trop bien pour être ofensé
de mes remarques ; & s'il les considère
sans prévention, il reconoîtra facilement

que je n'ai pas eu dessein de lui nuire. D'ailleurs il avoue (p. iv) qu'il n'a fait que quelques pas dans cette pénible carière, il est donc tems encore de le redrèsser [8] & de lui faire prendre une

[8 : C'est sur-tout dans la pratique d'un art aussi utile & aussi intéressant que celui de l'instruction des sourds & muèts, qu'il est dangereux de se méprendre & de poser des principes qui peuvent écarter de la bone route : les sages observations de notre sourd & muèt me paroissent très-propres à y ramener M. l'Abbé Deschamps, & à fixer les idées du Public sur les véritables élémens d'un art qui ne fait que de naître, & qu'on est fort excusable de n'avoir pas encore assez aprofondi.

Le véritable point de la question entre Mr. l'Abbé Deschamps & son Adversaire, se réduit à ceci : doit-on établir pour moyen principal de l'instruction des sourds & muèts, ou *l'inspection des mouvemens qu'éxige l'articulation de la parole*, ou *l'usage des signes naturèls & méthodiques.*

Il faut voir d'abord ce en quoi les deux Adversaires s'acordent : cette discution préliminaire va jeter un très-grand jour sur la ques-

idée plus juste d'un langage qu'il ne paroît pas avoir assez aprofondi: c'est le principal objèt des nouvèles observations qu'on va lire & qui termineront cet Ouvrage.

---

tion, & mètre tout le monde à portée de la juger.

1°. Mr. l'Abbé Deschamps convient par-tout de l'utilité des signes ou du langage mimique: lui-même en fait un très-fréquent usage dans ses leçons.

2°. D'un autre côté, son Adversaire acorde que l'inspection du mouvement des organes de la parole, est un éxercice utile & qui doit entrer dans l'éducation des sourds & muèts.

Ces deux Auteurs sont donc bien moins éloignés de sentimens qu'ils ne le paroissent, & qu'ils ne le pensent sans doute eux-mêmes. Car toute leur contestation se réduit à savoir lequel de deux moyens qu'ils regardent come bons, sera la base de l'institution des sourds & muèts. Il n'y a donc plus à décider entr'eux, qu'une véritable question de primauté entre ces deux moyens qu'ils adoptent.

Voici une réfléxion que je crois propre à trancher irrévocablement toute la dificulté.

M. l'Abbé Deschamps n'est pas le seul qui s'imagine (p. 37) que M. l'Abbé de l'Épée a créé & inventé le langage des signes : mais cette opinion ne peut se soutenir; puis que j'ai déjà prou-

---

Il est tèlement certain que les signes sont le seul & unique moyen de comuniquer avec les sourds & muèts, qu'il est même impossible d'en imaginer un autre. Dans la lecture soit sur les livres soit sur la bouche soit par le tact, dans l'écriture ; ils ne voient que des signes, ils ne peuvent voir que des signes : jamais on ne leur fera rien comprendre que par des signes. « Pour les autres, dit très-bien Mr. l'Abbé Deschamps (Lètre prélimin. page 21) « les paroles sont des sons articulés, » sont des mots, images de nos pensées : pour » eux ce sont des signes muèts qu'ils exécutent » par les divers mouvemens des organes de la » parole, & c'est à ces mouvemens qu'ils ata- » chent leurs idées. »

Donc dans les principes de cet Auteur, prin- cipes qui sont incontestables, le sourd & muèt, quand nous lui parlons, quand il nous parle, ne voit réèlement, n'exécute réèlement que des signes, des signes au pied de la lètre.

C 6

vé (p. 14.) que mes camarades qui ne
savent ni lire ni écrire, & qui ne fré-
quentent point l'école de cet habile
Instituteur, font un usage très-étendu
de ce langage ; qu'ils ont l'art, par son

———————————

Mais quelle diférence entre ces sortes de
signes & ceux du langage mimique ou signes
proprement dits !

Les premiers sont pour le sourd & muèt,
de l'aveu même de l'Auteur, extrèmement di-
ficiles à saisir & à exécuter : de plus, ils sont
tous absolument arbitraires.

Ceux du langage mimique sont toujours au
contraire très-faciles à comprendre ; parce
qu'ils ne sont qu'une image & une peinture
par le geste, de la chose signifiée. Le muèt
les exécute avec une extrème facilité : il en
fait de lui-même un usage perpétuèl ; c'est là
véritablement sa langue. Ces signes d'ailleurs
ne sont nulement arbitraires : ils donent nécéssairement & par eux-mêmes, l'idée de la chose
dont ils sont l'image & la représentation.

Pour faire mieux sentir tout ceci, prenons
un exemple.

Je supose qu'il s'agisse d'exciter dans un
sourd & muèt, l'idée que nous exprimons en

moyen, de peindre aux yeux toutes leurs pensées, & leurs idées même les plus indépendantes des sens.

Voici quelques détails qui feront comprendre plus particulièrement le

———————————————————————

françois par le mot *chapeau.* Mr. l'Abbé Deschamps peut-il douter que je n'y arive, & plus promptement & plus facilement, en faisant le signe naturèl qui exprime l'idée de *chapeau*, qu'en faisant remarquer au sourd & muèt le jeu des organes de la parole, quand je prononce *chapeau* ?

Par le premier moyen, je lui done subitement & sans aucune explication, l'idée de *chapeau*.

Par le second, je ne lui donne, à proprement parler, aucune idée. Il voit que je fais certains mouvemens de la bouche, & voilà tout. Il faut donc 1º. que je lui aprène à distinguer ces mouvemens de tous les autres que je puis faire avec les mêmes organes : 2º. que je lui en done une idée vive & nète par de très-fréquentes répétitions. 3º. Jusques-là le sourd & muèt ne sait encore rien, si par une dernière instruction je ne lui aprends de plus, à force de répétitions, la liaison de cette suite

mécanisme admirable, mais simple &
naturèl de ce langage, tel qu'il se pratique parmi nous.

I. Lors que nous voulons parler de
quelqu'un de notre conoissance & que

---

de mouvemens de mes organes , avec l'idée de
chapeau : liaison dont assurément il ne se seroit
jamais douté. 4°. Autre travail encore plus
dificile, pour lui faire exécuter les mêmes mouvemens , & pour l'amener à prononcer lui-
même *chapeau*.

Que de longueurs ! que de dificultés rebu-
tantes , & pour le Maître & pour le Disciple !
Signes pour signes, ne vaut-il pas mieux pré-
férer, sur-tout dans les comencemens , les
plus simples & les plus faciles ?

C'est un principe reçu dans tous les arts &
dans tous les genres d'instruction , qu'il faut
aler du conu à l'inconu, & que les premiers
élémens ne sauroient être trop simplifiés. Je
pense donc que tous ceux qui voudront y
réfléchir un instant , jugeront que l'institution
des sourds & muèts doit comencer par la
lecture , l'écriture & l'intelligence d'une langue
quelconque, à l'aide des signes naturèls. Ces
signes sont vraiment pour le sourd & muèt,

nous voyons fréquament , il ne nous faut que deux ou trois signes pour le désigner. Le premier, qui est un signe général, se fait en mètant la main au chapeau ou sur le sein, pour anoncer le

─────────────────────────

l'instrument primitif de toutes les conoissances qu'il peut aquérir. Ce n'est que quand il est avancé dans ces premiers exercices , qu'on doit s'ocuper sérieusement de la partie de la prononciation , sur laquelle encore il ne faut pas faire plus de fond qu'il ne convient, ainsi qu'il a été observé dans la Note 7e ci-dessus, page 31.

Mais dans ce systéme , objecte Mr. l'Abbé Deschamps (page 32), vous imposez à l'Instituteur une peine de plus : celle d'aprendre la langue des signes.

Quand cette peine seroit aussi réèle que l'Auteur le supose , je doute que ceux qui auront assez de courage pour se dévouer à une fonction aussi pénible que celle de l'instruction des sourds & muèts , puissent être arètés par cet obstacle. La porte de Mr. l'Abbé de l'Épée est tonjours ouverte , & il a déja enseigné la langue des signes à un assez grand nombre de persones, pour qu'il ne soit pas fort dificile de s'y

sèxe de la persone : nous faisons ensuite un signe particulier, le plus propre à caractériser cette même persone. Mais il en faut un plus grand nombre pour nomer & désigner ceux que nous voyons peu, & dont nous n'avons qu'une idée imparfaite, ou enfin que nous ne conois-

---

perfectioner, ou par son secours, ou par celui de ceux qu'il a instruits.

D'ailleurs ce langage, come l'observe très-bien notre Auteur sourd & muèt, n'a rien de fort épineux. Un instituteur un peu intelligent en saura toujours assez naturèlement, pour comencer ses leçons. L'habitude d'user sans cèsse de ce langage, l'y rendra bientôt très-habile.

Enfin, je suis intimement persuadé que sans y avoir assez réfléchi & sans le croire, Mr. l'Abbé Deschamps fait de ce langage, la base de ses instructions. L'éloignement qu'il paroît avoir pour l'usage des signes, n'est donc réèlement qu'un mal-entendu. Je lui suppose assez de droiture & de franchise pour en convenir, & pour se rendre sincèrement à la force des raisons qu'il trouvera dans les observations de son Adversaire].

sons que de réputation. Premièrement nous désignons le sèxe de la persone, ce signe doit toujours marcher le premier: ensuite nous faisons le signe relatif à la classe générale dans laquelle la naissance & la fortune ont placé cette persone: puis nous la distinguons individuèlement par des signes pris de son emploi, de sa profession, de sa demeure, &c. Cette opération ne demande pas plus de temps qu'il n'en faudroit pour prononcer, je supose, *M. de Lorme Marchand de drap, rue Saint-Denis.*

On pense bien que dans la suite de la conversation, nous ne répétons plus un aussi grand nombre de signes, pour désigner la même personne. En effet cela seroit aussi ridicule que si, en parlant de quelqu'un, on répétoit à toute ocasion son nom, son surnom & toutes ses qualités.

II. Nous avons deux signes diférens pour désigner la noblesse; c'est-à-dire que nous la distinguons en deux classes,

la haute & la petite. Pour anoncer la
haute noblesse, nous mètons le plat de
la main gauche à l'épaule droite & nous
la tirons jusqu'à la hanche gauche: puis
sur le champ nous écartons les doigts de
la main & la posons sur le cœur. Nous
désignons la noblesse inférieure, en tra-
çant avec le bout du doigt une petite
bande & une croix sur la boutonière de
l'habit. Pour faire conoître ensuite la
persone de l'une de ces classes, dont il
s'agit, nous employons des signes tirés
de son emploi, de ses armoiries, de sa
livrée, &c., ou enfin le signe le plus
naturèl qui la caractérise.

III. Si je voulois désigner quelque
persone de notre conoissance qui portât
le nom d'un objèt conu, tel que *L'enfant
Du bois, La rivière, &c.,* je me garderois
bien de faire le signe qui dénote un
enfant, le *bois,* une *rivière, &c.,* je serois
bien sûr de n'être pas entendu de mes
camarades, qui ne vèroient aucun raport d'un home avec une *rivière, &c.*

& qui me riroient au nez. Mais sachant que notre langage peint la propre idée des choses & nulement les noms arbitraires qu'on leur done dans la langue parlée , je désignerois ces persones par leurs qualités propres , come je viens de l'expliquer tout-à-l'heure.

De même si je voulois exprimer un *Prince du Sang ,* après avoir fait le signe relatif à un grand Seigneur , je ne m'aviserois pas de faire le signe qui exprime *le sang qui coule dans nos veines :* ce ne seroit-là qu'un signe de mot. Je prendrois mes signes, dans le degré de parenté qui aproche le Prince du Monarque.

IV. Le signe relatif à la classe générale des Marchands, n'est pas le même que celui qui désigne les Fabriquans qui vendent leurs propres ouvages ; parce que les sourds & muèts ont le bon sens de ne pas confondre ces deux états. Ils ne regardent come vrais Marchands que ceux qui achètent une matière quel-

conque pour la revendre telle qu'ils
l'ont achetée, sans y rien changer. Le
signe général que nous employons pour
les désigner, en done l'idée au naturèl.
Nous prenons avec le pouce & l'index,
un bout de nos vêtemens ou de tout
autre objèt que nous présentons, come
un marchand qui ofre sa marchandise :
nous faisons ensuite l'action de compter de l'argent dans notre main ; & sur
le champ nous croisons les bras come
quelqu'un qui se repose. Ces trois signes
réunis dénotent la classe générale des
Marchands proprement dits.

L'action de *travailler* est le signe
comun de la classe des Fabriquans, Arti-
sans & Ouvriers. On doit penser qu'il
faut un signe de plus pour faire conoître s'il s'agit d'un Maître. Alors nous
levons l'index & le baissons d'un ton de
comandement : c'est le signe comun à
tous les Maîtres. Nous l'employons également quand nous parlons d'un Marchand qui tient boutique, pour le dis-

tinguer des petits Marchands qui vendent aux coins des rues. Voulons-nous faire conoître directement la persone de l'une de ces classes ; il ne faut plus que désigner l'espèce de trafic que fait le Marchand, ou l'ouvrage du Fabriquant, ensuite leur demeure, ou le signe le plus convenable pour les caractériser.

Ainsi, lors que la nécessité le requièrt ou que la clarté de l'expression le demande, nous anonçons toujours par des signes généraux la classe de la persone, dont nous parlons, ou que nous voulons faire conoître.

On conçoit que ce moyen aussi simple que naturèl, épargne beaucoup d'embarras & de travail à l'imagination: on la conduit ainsi come par degrés, vers l'objèt qu'on veut lui représenter. Cette marche mèt de l'ordre dans nos idées, & nous procure la facilité de comprendre de quelle persone on parle, avec moins de signes qu'il ne faudroit de paroles, pour nomer cette persone par ses nom , surnom & qualités.

C'est par de semblables procédés que dans une famille où il y aura une dixaine d'enfans, nous n'aurons besoin que de deux ou trois signes, pour désigner l'un de ces enfans.

V. Mais voici quelque chose de plus fort que je m'engage à prouver. Paris est une ville si étendue, qu'on est obligé d'avoir par écrit l'adrèsse des persones chez lesquelles on va pour la première fois : & malgré cette précaution, on a souvent bien de la peine à trouver la demeure des gens à qui l'on a afaire. Il n'y a cependant aucun logement dans Paris, soit boutique, soit hôtel, soit chambre à un premier ou à un cinquième étage , où je n'envoie, sans qu'il s'y trompe, un de mes camarades sourd & muèt ne sachant ni lire ni écrire; pourvu que j'aie vu une seule fois le local. Je lui donerois l'adrèsse de la persone avec beaucoup moins de signes, que je n'emploierois de mots en l'écrivant.

VI. Ce que j'ai dit des signes généraux relatifs à chaque classe de la société,
s'étend également à tous les objèts que
nous voulons faire conoître individuèlement, lorsque l'idée en est éloignée,
ou que le signe naturèl ne s'ofre pas
sur le champ, ou enfin lorsqu'il n'est
pas par lui-même assez expressif. En ce
cas là, nous faisons le signe général relatif à cet objèt. Par exemple, si je parle
de quelque piéce de pâtisserie dont le
signe pouroit également convenir à un
autre objèt, je le ferai précéder par le
signe général relatif à cette classe. Alors
il sera impossible que le Muèt se trompe
sur le signe qui exprime l'espèce de
pâtisserie dont je parle; puis que son
imagination se trouvera apliquée à la
seule classe particulière qui m'ocupe.

Je me rapèle à cette ocasion que me
trouvant avec une persone jouïssant de
la faculté de parler & d'entendre, laquelle avoit une petite cane noire à la
main, je lui demandai par signes, de

quelle matière étoit cette cane. La persone me répondit de vive voix, *de
baleine*. Mais ne la comprenant pas,
je la priai de m'expliquer la chose par
signes. Elle fit plusieurs gestes ridicules
qui pouvoient convenir à un grand nombre d'animaux. Come cette persone s'a-
perçut que je ne l'entendois point ; elle
me demanda un crayon, pour écrire le
mot. Un de mes compagnons sourd &
muèt, qui étoit présent & qui conois-
soit cette matière; ayant compris ce que
je voulois savoir, fit sur le champ avec la
main l'action d'un poisson qui nage, &
ensuite le geste d'un animal monstrueux.
Ces deux signes ont été sufisans pour me
faire entendre que cette cane étoit *de
baleine*; parce que le premier geste avoit
désigné la classe générale des poissons.

Tels sont les signes généraux & particuliers que nous employons dans notre
langage.

On peut réduire à trois classes géné-
rales, tous les signes de ce langage:

c'est

c'est en les unissant & en les combi-
nant les uns avec les autres , qu'on
parvient à exprimer toutes les idées
possibles.

I. Les signes que j'apèle *ordinaires*
ou *primitifs* : ce sont les signes naturèls
que toutes les Nations du monde emploient fréquament dans la conversation, pour une multitude d'idées dont
le signe est plus prompt & plus expressif que la parole. On les trouve générale-
ment dans toutes les parties du discours
ordinaire ; & plus particulièrement
dans les pronoms & les interjections.
Ces signes, come je l'ai dit, sont naturèls à tous les homes : mais ceux qui
entendent & qui parlent, les font sans
réfléxion & sans y penser; au lieu que
les sourds & muèts les emploient toujours en conoissance de cause, c'est-à-
dire, pour manifester leurs idées & les
rendre sensibles.

Je ne prétends pas dire par-là que mes
compagnons sachent précisément ce

D

que c'est qu'un pronom, un article, un
verbe &c.; ils ignorent aussi parfaitement tout cela, que les trois quarts de
ceux qui parlent. Mais cependant si on
leur demandoit raison des trois signes
qu'ils font pour exprimer cette phrase,
je le veux, ils ne seroient point emba-
rassés de répondre que, 1°. ils posent
leur index sur leur poitrine, pour désigner que c'est *d'eux & d'eux seuls* dont
il s'agit: 2°. qu'ils lèvent & baissent le
même index avec un air de comandement, pour marquer leur *vouloir*:
3°. qu'ils dirigent ce même index vers
la chose qu'ils ont en vue, pour anoncer *l'objèt* ou *le terme* de leur vouloir.

II. Les signes que j'apèle *réfléchis*:
ces signes représentent des objèts qui,
bien qu'ils aient, absolument parlant,
leur signe naturèl, exigent cependant
un peu de réfléxion pour être combinés
& entendus. J'ai doné plusieurs exem-
ples de ces signes, en parlant des signes
généraux & particuliers.

III. Les signes *analytiques* : c'est-à-
dire, ceux qui sont rendus naturèls par
l'analyse. Ces signes sont destinés à
représenter des idées qui n'ayant point,
à proprement parler, de signe naturèl,
sont ramenées à l'expression du langage
des signes par le moyen de l'analyse. Ce
sont ces signes sur-tout, & ceux de la
classe précédante que M. l'Abbé de
l'Épée a assujetis à des règles méthodiques, pour faciliter l'instruction de ses
Élèves.

Voici come je m'explique à moi-
même les fondemens de cette analyse.
Je n'ai aucune conoissance de la Méta-
physique, ni de la Gramaire, ni des
siences qui s'aquièrent par une étude
suivie : mais le bon-sens & la raison me
dictent que si je considère seule & iso-
lée l'idée d'un objèt absolument indépendant des sens, il me paroîtra d'abord
impossible de soumètre cette idée à la
représentation oculaire : si au contraire
j'envisage les idées accessoires qui acom-

pagnent cette première idée, je trouve une foule de signes naturèls que je combine les uns avec les autres en un clind'œil, & qui rendent très-nèrement cette idée. J'en ai doné précédament un exemple (p. 21.) à l'ocasion du mot *Dieu.*

Il en est de même pour des idées moins abstraites, mais dont l'expression ne peut néamoins se trouver que par le secours de l'analyse. Par exemple, si je veux parler d'un *Ambassadeur*, je ne peux découvrir sur le champ un signe naturèl pour cette idée; mais en remontant aux accessoires de cette idée, je fais les signes relatifs à *un Roi qui envoie un Seigneur vers un autre Roi, pour traiter d'afaires importantes* [9].

[9 : On voit sensiblement par cet exemple, que le langage des signes est une définition perpétuèle des idées qu'on y exprime : mais définition nécéssairement claire & sans équivoque, parce qu'elle est toute en images. Celui qui se sert de ce langage, peut sans doute se

Alors un sourd & muèt de Pékin comprendra aussi facilement qu'un sourd & muèt François, l'objèt que je veux exprimer.

M. l'Abbé DE l'Épée explique très-bien (*INSTITUTION des Sourds & Muèts* * p. 144.) les signes nécéssaires pour rendre l'idée *dégénérer :* ce sont les mêmes que ceux que mes camarades emploient. C'est donc toujours en analysant les idées accessoires à l'idée principale, qu'on trouvera des signes pour exprimer cette dernière idée.

JE ne puis comprendre qu'une langue

---

tromper : mais on voit dans chaque expression, come à travers une glace transparente, l'idée précise qu'il se fait des objèts. Ce langage, s'il s'acréditoit parmi les homes, seroit d'un grand secours dans la recherche de la vérité. On s'entendroit du moins, & il n'y auroit plus matière à ce qu'on apèle *disputes de mots.* Il seroit come impossible qu'on pût jamais y substituer des *disputes de signes.*]

* *Vol. in-*12. *A Paris, chez Nyon,* 1776.

come celle des signes, la plus riche en
expressions, la plus énergique, qui a
l'avantage inestimable d'être par elle-
même intelligible à tous les homes, soit
cependant si fort négligée, & qu'il n'y
ait, pour ainsi dire, que les sourds &
muèts qui la parlent. Voilà, je l'avoue,
une de ces inconséquences de l'esprit
humain, dont je ne saurois me rendre
raison.

Plusieurs Savans illustres se sont vai-
nement fatigués à chercher les élémens
d'une langue universèle qui devînt un
centre de réunion pour tous les peuples
de l'univers. Coment n'ont-ils pas aperçu que la découverte étoit toute faite,
que cette langue existoit naturèlement
dans le langage des signes; qu'il ne
s'agissoit que de perfectioner ce langage
& de le ramener à une marche méthodique, come l'a exécuté si heureusement
M. l'Abbé DE l'Épée [10]?

[10 : Il est en effet surprenant que tout ce

'Au reste, qu'on ne regarde pas come l'effèt d'un zèle plus ardent que réfléchi, tout ce que j'ai dit dans cet écrit, & en faveur d'une langue que mon infirmité me rend nécéssaire, & à l'avantage de la méthode de M. l'Abbé DE l'Épée, fondée entièrement sur l'usage de cette langue. Je vais faire voir que des Savans, qui ont aprofondi plus que persone l'origine & les principes des langues, ont pensé tout aussi favorablement que moi sur ces deux objèts.

L'un est M. Court de Gébelin, Auteur d'une *Gramaire universèle*, impri-

que Mr. l'Abbé DE l'Épée a démontré sur l'utilité de ce langage, destiné par la Nature elle-même à devenir une langue universèle, un lien de comunication pour tous les homes, n'ait encore engagé presque persone à l'aprendre. On pâlit sur les livres pour aquérir une conoissance imparfaite des langues mortes & étrangères ; & l'on refuse de doner quelques semaines à l'intelligence d'une langue aussi simple que facile, qui pouroit devenir le suplément de toutes les autres].

mée chez Ruault en 1774: l'autre est l'Auteur d'un *Éssai Synthétique sur l'origine & la formation des langues*, imprimé la même année, chez le même Libraire: le troisième M. l'Abbé de Condillac, Auteur d'un *Cours d'Éducation*, imprimé en 1776, & qui se trouve chez Monory. Je ne puis mieux finir que par les citations de ces trois Écrivains.

LE PREMIER s'exprime ainsi au ch. IX: *Des diverses manières de peindre les idées.* p. 16. „ Les sourds & muèts auxquels „ on aprend actuèlement, d'une ma- „ nière aussi belle que simple, à enten- „ dre & à composer en quelque langue „ que ce soit, & dont on ne peut voir „ les exercices sans atendrissement, „ n'ont pas eu d'autres instructions. Non „ seulement on leur a apris à exprimer „ leurs idées par des gestes & par l'écri- „ ture en diverses langues; mais on les a „ élevés jusqu'aux principes qui cons- „ tituent la Gramaire universelle, &

" qui pris dans la nature & dans l'ordre
" des choses, sont invariables, & donent
" la raison de toutes les formes dont la
" peinture des idées se revêt chez cha-
" que peuple & dans chaque méthode
" diférente ".

Dans un autre endroit du même
Ouvrage, il dit encore, (p. xxII:) " On
" peut former du geste un langage assu-
" jetti aux mêmes principes, à la même
" marche, aux mêmes règles que le
" langage ordinaire; puis qu'il peut pein-
" dre les mêmes objèts, les mêmes
" idées, les mêmes sentimens & les
" mêmes passions ".

LE SECOND se propose dans son
Ouvrage, la solution de l'importante
question de savoir *coment les Homes*
parviendroient d'eux-mêmes à se former
une langue. Il observe, p. 2 1, qu'un des
premiers langages qu'ils emploieroient
entr'eux seroit celui des signes; parce
que ce langage indépendant, en grande

partie, de toute convention , **représente**
ou rapèle l'idée des choses par des signes
non point arbitraires , mais *naturèls*.
„ Ce langage, dit ce savant Auteur, est
„ une sorte de peinture qui, au moyen
„ des gestes, des atitudes, des diférentes
„ postures , des mouvemens & actions
„ du corps , mèt , pour ainsi dire, les
„ objèts sous les yeux. Ce langage est si
„ naturèl à l'home que malgré les secours
„ que nous tirons de nos langues parlées
„ pour exprimer nos pensées & toutes les
„ nuances de nos pensées , nous l'em-
„ ployons encore très-fréquament , sur-
„ tout lors-qu'animés par quelque pas-
„ sion , nous sortons du ton froid &
„ compassé que nous préscrivent nos
„ *Institutions* , pour nous raprocher de
„ celui de la Nature ».

„ Ce langage est aussi très-ordinaire
„ aux enfans : il est le seul dont les Muèts
„ puissent faire usage entr'eux , & c'est
„ un fait constant que par son moyen,
„ ils portent assez loin la comunication
„ de leurs pensées ».

Au passage que nous venons de trans-
crire, l'Auteur ajoute la Note suivante,
p. 22. » Quant à la perfection dont est
» susceptible le langage des signes, on
» sait les choses surprenantes qu'on ra-
» porte de celui des muèts du Grand-
» Seigneur. Si on avoit le moindre doute
» sur la possibilité du fait; qu'on se trans-
» porte chez Mr. l'Abbé ᴅᴇ l'Épée les
» jours qu'il tient son école : on verra
» avec une admiration mêlée d'atendris-
» sement, ce vertueux citoyen entouré
» d'une foule de Muèts qu'il instruit avec
» autant de zèle que de désintérèsse-
» ment. Son principal moyen d'instruc-
» tion, est un langage *mimique* ou *par*
» *signes*, qu'il a porté à un si grand degré
» de perfection, que toute idée a son
» signe distinct & toujours pris dans la
» nature, ou le plus près de la nature
» qu'il est possible. Les idées analogues
» sont représentées par des signes analo-
» gues & propres à faire sentir d'une ma-
» nière palpable les liaisons & les raports

» qu'elles ont entre elles. Au moyen de
» ces signes, ses Élèves comprènent &
» rendent avec beaucoup de précision
» l'analyse la plus subtile de la métaphy-
» sique des langues, & en général les
» idées les plus abstraites. C'est une sor-
» te de langage hiéroglyphique simplifié
» & perfectioné qui embrasse tout, &
» qui peint par le *geste*, ce que celui
» des Chinois peint par des *traits* ».

M. L'ABBÉ DE CONDILLAC à l'ocasion
du langage d'action qu'il distingue en
deux sortes, l'un naturèl, dont les signes
sont donés par la conformation des organes; & l'autre artificièl, dont les signes
sont donés par analogie; fait cette re-
marque au bas de la *page* 11, *Tom.* 1:
« M. l'Abbé DE l'Épée, qui instruit les
» sourds & muèts avec une sagacité sin-
» gulière, a fait du langage d'action, un
» art méthodique aussi simple que facile
» avec lequel il done à ses Élèves des idées
» de toute espèce; & j'ose dire des idées
» plus exactes & plus précises que celles

» qu'on acquiert comunément avec le
» secours de l'ouïe. Come dans notre
» enfance nous somes réduits à juger de
» la signification des mots par les cir-
» constances où nous les entendons pro-
» noncer, il nous arive souvent de ne la
» saisir qu'à peu-près , & nous nous
» contentons de cet *à peu-près* toute
» notre vie. Il n'en est pas de même des
» sourds & muèts qu'instruit M. l'Abbé
» de l'Épée : il n'a qu'un moyen pour
» leur doner les idées qui ne tombent
» pas sous les sens; c'est de les analyser
» & de les faire analyser avec lui. Il
» les conduit donc des idées sensibles
» aux idées abstraites , par des analyses
» simples & méthodiques ; & on peut
» juger combien son langage d'action a
» d'avantages sur les sons articulés de nos
» gouvernantes & de nos précepteurs.»

» M. l'Abbé de l'Épée enseigne à ses
» Élèves le François, le Latin , l'Italien
» & l'Espagnol, & il leur dicte dans ces
» quatre langues, avec le même langage

» d'action. Mais pourquoi tant de lan-
» gues ? C'est afin de mètre les étran-
» gers en état de juger de sa méthode,
» & il se flate que peut-être [11] il se
» trouvera une Puissance qui formeia un
» établissement pour l'instruction des
» sourds & muèts. Il en a formé un lui-
» même, auquel il sacrifie une partie de
» sa fortune. J'ai cru devoir saisir l'oca-
» sion de rendre justice aux talens de ce
» Citoyen généreux, dont je ne crois
» pas être conu ; quoique j'aie été chez
» lui, que j'aie vu ses Élèves & qu'il
» m'ait mis au fait de sa méthode ».

[11 : On a vu ci-dessus, pages 2, 3, que ces
espérances s'étoient déja réalisées.]

N. B. Le *Cours Élémentaire d'éducation des Sourds & Muèts*, de M. l'Abbé
des Champs, se vend à Paris, chez les
Frères DE BURE, quai des Augustins.

F I N.

.

www.ingramcontent.com/pod-product-compliance
Lightning Source LLC
Chambersburg PA
CBHW071234200326
41521CB00009B/1464